BEI GRIN MACHT SICH IHR WISSEN BEZAHLT

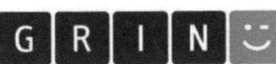

Ethische Aspekte der KI in der Pflege

Miriam Mueller

GRIN ☺

Bibliografische Information der Deutschen Nationalbibliothek:

Die Deutsche Nationalbibliothek verzeichnet diese Publikation in der Deutschen Nationalbibliografie; detaillierte bibliografische Daten sind im Internet über http://dnb.d-nb.de abrufbar.

ISBN: 9783346638618
Dieses Buch ist auch als E-Book erhältlich.

Druck und Bindung: Books on Demand GmbH, Norderstedt Germany
Gedruckt auf säurefreiem Papier aus verantwortungsvollen Quellen

Das vorliegende Werk wurde sorgfältig erarbeitet. Dennoch übernehmen Autoren und Verlag für die Richtigkeit von Angaben, Hinweisen, Links und Ratschlägen sowie eventuelle Druckfehler keine Haftung.

Das Buch bei GRIN: https://www.grin.com/document/1217720

Hochschule für angewandtes Management
Fakultät Betriebswirtschaft
Sommersemester 2021

Studienarbeit
Kurs: Digitalstrategien und Geschäftsmodelle

Ethische Aspekte bei der Einführung von Künstlicher Intelligenz

vorgelegt von
Miriam Müller
2. Semester

Tag der Einreichung: 14.06.2021

Gender-Erklärung

Aus Gründen der besseren Lesbarkeit wird in der vorliegenden wissenschaftlichen Arbeit die Sprachform des generischen Maskulinums angewandt. Es wird an dieser Stelle darauf hingewiesen, dass die ausschließliche Verwendung der männlichen Form geschlechtsunabhängig verstanden werden soll.

Inhaltsverzeichnis

Abbildungsverzeichnis III

Abkürzungsverzeichnis III

1   Einleitung 1

2   Einblick in Künstliche Intelligenz 2

    2.1   Definition und Eigenschaften von Künstlicher Intelligenz 2

    2.2   Leistungsbestandteile der Künstlichen Intelligenz 3

    2.3   Einsatzbereiche von Künstlicher Intelligenz 4

3   Ethische Konflikte bei Maschinellen Lernen-Verfahren 6

    3.1   Risiko der Schädigung von Menschen 7

    3.2   Autonomie und Verantwortung 8

    3.3   Datennutzen und Privatsphäre 9

    3.4   Diskriminierung 10

    3.5   Transparenz und Erklärbarkeit 11

4   Ethische Richtlinien bei der Einführung von KI 12

    4.1   Schadensvermeidung 14

    4.2   Achtung der menschlichen Autonomie 15

    4.3   Datenschutz und Privatsphäre 16

    4.4   Gerechtigkeit und Fairness 17

    4.5   Transparenz und Erklärbarkeit 18

5   Fazit und Reflektion 20

Literaturverzeichnis 22

Abbildungsverzeichnis

Abbildung 1: Leistungsbestandteile der Künstlichen Intelligenz (Kreutzer und Sirrenberg 2019, S. 4)..3

Abbildung 2: Care-O-bot (Graf 2011, S. 3)..5

Abbildung 3: Moral Maschine Experiment (Anderson, Anderson, & Armen, 2005, S. 3) 7

Abbildung 4: Die Leitlinien als Rahmen für eine vertrauenswürdige KI (HEG-KI 2019, S.10).. 13

Abkürzungsverzeichnis

AM	Artificial Morality
BMJV	Bundesministerium der Justiz und für Verbraucherschutz
BMVI	Bundesministeriums für Verkehr und Digitale Infrastruktur
bzw.	beziehungsweise
d.h.	das heißt
DSGVO	Datenschutz-Grundverordnung
HEG	Hochrangige Expertengruppe
KI	Künstliche Intelligenz
KNN	Künstlichen neuronalen Netzen

1 Einleitung

Künstliche Intelligenz ist zwar noch ein verhältnismäßig neues Forschungsfeld, jedoch haben KI-basierte Systeme mittlerweile in vielen Lebensbereichen Einzug in unseren Alltag erhalten. Oftmals nutzen wir bereits diese disruptive Technologie, ohne dass wir es wirklich mitbekommen. „Denken Sie nur an digitale persönliche Assistenten wie *Alexa, Google Home* oder *Siri*, die Ihnen per Spracheingabe das gewünschte Musikstück von *Spotify* abspielen, Einkaufslisten erstellen oder sogar Einkäufe initiieren, Termine für Sie vereinbaren, Begriffe für Sie erklären oder ggf. die komplette Steuerung Ihres Smart Homes übernehmen." (Kreutzer und Sirrenberg 2019, S. 1).

Ein Großteil der Bevölkerung nutzt bereits die Vorzüge der KI-Systeme, ohne sich darüber Gedanken zu machen, wie die technischen Hintergründe aussehen und wieviel die KI von jeder einzelnen Person eigentlich weiß (Fritz et al. 2019, S. 1). Insbesondere die Verwendung von personenbezogenen Daten stellt ein Risiko dar, vor allem wenn zukünftig die KI-Systeme weiteren Entscheidungsspielraum erhalten sollten (Schmitz 2020, S. 366).

Wenn also die Komplexität und „Autonomie" der KI steigt, sie fortlaufend in immer mehr Lebensbereichen genutzt wird und Entscheidungen teilweise selbst tritt, wirft das einige ethische Fragen auf. Je mehr die Weiterentwicklung Lernender Systeme voranschreitet, insbesondere das Deep Learning, umso schwieriger wird es perspektivisch Entscheidungen vorherzusehen und anschließend beweisbar und erklärbar darzulegen (Beck 2020, S. 1–2). Wer ist also verantwortlich, wenn die KI einen Fehler begeht, Schaden zufügt oder diskriminierende Entscheidungen trifft? Ist die Nutzung KI-basierter Maschinen überhaupt ethisch vertretbar, wenn Fehler nicht gänzlich ausgeschlossen werden können?

Ziel dieser Arbeit ist es, die ethischen Herausforderungen bei der Einführung von Künstlicher Intelligenz zu betrachten und das Dilemma zwischen individueller Freiheit, Datenschutz und Nutzen zu analysieren, sowie Vorschläge zu ethischen Leitlinien und die damit verbundenen Schwierigkeiten darzustellen. Zuerst wird ein Überblick zu den theoretischen Grundlagen von KI geschaffen, indem die Eigenschaften, Leistungsbestandteile und Anwendungsmöglichkeiten abgebildet werden. Anschließend werden die einzelnen ethischen Herausforderungen diskutiert, die als Grundlage dienen, um im Zuge der Auswertung des EU Ethikkodex Leitlinien für die Einführung von KI unter Berücksichtigung des ethischen Rahmens zu schaffen. Anzumerken ist, dass im Fokus dieser Arbeit die ethischen Konflikte sogenannter „schwacher" KI steht. Die Risiken Künstlicher „Superintelligenz" werden nicht berücksichtigt, da sich aufgrund des Entwicklungsstandes über deren Grenzen noch keine verlässlichen Aussagen treffen lassen.

2 Einblick in Künstliche Intelligenz

Künstliche Intelligenz bietet ein äußerst disruptives Potential und wird in den nächsten Jahren in immer mehr Bereichen zu tiefgreifenden Veränderungen führen und fortlaufend Aufgaben übernehmen (Fritz et al. 2019, S. III). Die Grenzen der Algorithmen und Möglichkeiten werden kontinuierlich erweitert, dass zeigt auch ein Blick in die Vergangenheit, denn vor 20 Jahren wäre ein mittlerweile normales Phänomen wie das autonome Auto noch schwer denkbar gewesen (Kreutzer und Sirrenberg 2019, S. 3). Vor diesem Hintergrund erfolgt in folgendem Kapitel eine Begriffserklärung der KI und deren Eigenschaften, sowie ein Einblick in die Einsatzbereiche.

2.1 Definition und Eigenschaften von Künstlicher Intelligenz

Bevor eine Definition von Künstlicher Intelligenz erfolgt, sollte zuerst ein Blick auf den Begriff „Intelligenz" geworfen werden, denn bereits da beginnt die Herausforderung. Perleth (2008, S. 15) definiert Intelligenz als „allgemeine Fähigkeit zum Denken oder Problemlösung in Situationen, die für das Individuum neuartig, d. h. nicht durch Lernerfahrung vertraut sind, sodass keine automatisierten Handlungsroutinen zur Problemlösung eingesetzt werden können". In den meisten Definitionen steht Intelligenz im Zusammenhang mit menschlichem Denken und Handeln. Dahingehend kritisiert Mainzer (2019, S.2), dass der Mensch allein als Richtlinie für Intelligenz nicht ausreicht, denn auch bei anderen Organismen spricht man von unterschiedlichen Graden der „Intelligenz".

Da eine einheitliche Definition von Intelligenz nicht vorhanden ist und sich die Auffassung auch abhängig vom Wissensstand der Technik entwickelt, gibt es auch unterschiedliche Begriffsbestimmungen zu KI. Laut Kirste und Schürholz (2019, S. 21) ist KI „traditionell ein Teilgebiet der Informatik, das sich mit der Automatisierung von intelligentem Verhalten befasst." Fritz et al. (2019, S. 5) gehen in ihrer Definition noch einen Schritt weiter und beziehen neben der Informatik auch die Disziplinen Biologie, Psychologie, Linguistik, Mathematik und den Ingenieurwissenschaften in die Definition mit ein.

Ein zentraler Aspekt der KI ist die Entwicklung von Computerfunktionen, die kognitive Fähigkeiten wie Denken, Lernen, Planen oder Problemlösen verwirklichen und im Allgemeinen eine Art menschliche Intelligenz voraussetzt. „Ziel der Forschung ist es, moderne KI-Systeme wie Maschinen, Roboter und Softwaresysteme zu befähigen, abstrakte Aufgaben und Probleme auch unter veränderlichen Bedingungen eigenständig zu bearbeiten und zu lösen, sodass der Mensch nicht jeden einzelnen Schritt programmieren muss." (Beck et al. 2019, S. 7).

Wie Entwicklung von KI geht mit gewissen Voraussetzungen beziehungsweise Eigenschaften einher. Für das Training der Programme wird eine umfangreiche Datenmenge („Big Data") benötigt und damit eine starke Rechenleistung und hochentwickelte Algorithmen (Schmitz 2020, S. 367; Beck 2020, S. 4). Außerdem werden KI Systeme oft über Plattformen miteinander vernetzt, sodass sie sich nicht isoliert, sondern kumulativ weiterentwickeln. Das geht allerdings auch mit einer wachsenden Unvorhersehbarkeit und geringen Überprüfbarkeit einher (Gausling 2019, S. 337).

Des Weiteren erfolgt in Bezug auf den Entwicklungs- und Leistungsgrad der KI eine Einteilung in „schwache" und „starke" KI. Bei „starker" KI wird von einer „Übersteigerung" der menschlichen Fähigkeiten in verschiedenen Bereichen des Alltags gesprochen. Dabei werden auch eigenständig Probleme gesucht und dann systematisch (neue) Lösungsansätze erörtert (Hasenbein 2020, S. 189; Kreutzer und Sirrenberg 2019, S. 20). Bei der „schwachen" KI geht es um die Lösung von klar definierten Einzelaufgaben im beschränkten Kontext (zum Beispiel Sprach- oder Bilderkennung) und repräsentiert die aktuell technisch umsetzbaren KI-Systeme (Beck et al. 2019, S. 7; Hasenbein 2020, S. 189).

Im Folgenden wird sich an der Definition von Beck et al. (2019) in Bezug auf KI orientiert, da diese im Zusammenhang mit der menschlichen Intelligenz steht und die Bewertung von Ethik und Moral in diese Arbeit auf menschlichen Standards basiert.

2.2 Leistungsbestandteile der Künstlichen Intelligenz

Die Leistungsbestandteile der Künstlichen Intelligenz können in verschiedene Elemente eingeteilt werden (Abbildung 1), wobei das zentralste die sogenannten neuronalen Netze sind, die ursprünglich aus den Neuro-Wissenschaften stammen. „Dort bezeichnet ein neuronales Netz die Verbindung zwischen Neuronen, die als Teil des Nervensystems bestimmte Funktionen ausüben." (Kreutzer und Sirrenberg 2019, S. 4). Im Zuge der KI wird nun versucht, diese neuronalen Netze nachzubilden.

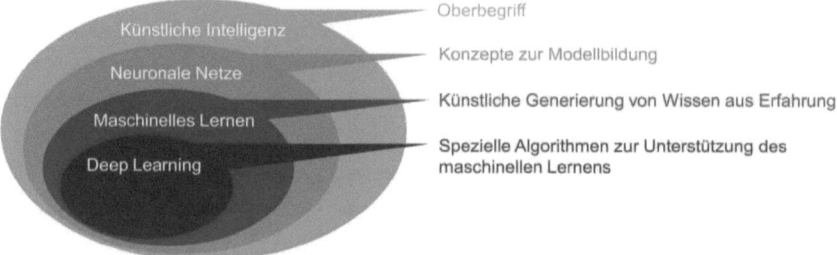

Abbildung 1: Leistungsbestandteile der Künstlichen Intelligenz (Kreutzer und Sirrenberg 2019, S. 4)

Maschinelles Lernen ist ein Teilgebiet und gleichzeitig eine Schlüsseltechnologie der KI. Es beinhaltet verschiedene Konzepte und Methoden mit dem Ziel, automatisiert Korrelationen aufzufinden und dabei den menschlichen Lernprozess in gewisser Weise nachzubilden. Anhand von einer großen Menge Beispieldaten entwickeln Maschinen Regeln, die es ihnen ermöglichen, aus Erfahrungen zu lernen und auf neue, unbekannte Situationen und Aufgaben anzuwenden. Maschinelles Lernen wird dabei häufig zur Erstellung von Vorhersagen oder Schätzungen von Ergebnissen genutzt (Bülchmann 2020, S. 208; Kirste und Schürholz 2019, S. 24; Beck et al. 2019, S. 10).

Derzeit geht der KI-Boom mit dem tiefen Lernen mit Künstlichen Neuronalen Netzen (KNN) einher. Es handelt sich um das Lernen mit Algorithmen, basierend auf der Nachbildung der Netzstrukturen von Nervenzellen. In Bezug auf das Deep Learning bedeutet „tief", dass es einige bis viele Schichten tief ist, losgelöst von der exakten Netzstruktur (Kirste und Schürholz 2019, S. 29). „Es handelt sich hierbei um Knotenschichten (sogenannte Neuronen), die durch eine Software realisiert und numerisch gewichtet miteinander verbunden sind. Je komplexer das Netz (gemessen an der Anzahl der Schichten, der Verbindungen zwischen Neuronen sowie der Neuronen pro Schicht), desto komplexere Sachverhalte können verarbeitet werden." (Beck et al. 2019, S. 15).

Das menschliche Gehirn ist zu Kognition, Emotion und Bewusstsein fähig und ist für die Wissenschaft von besonderem Interesse. Im Rahmen der Weiterentwicklung der KI wird versucht, diese Prozesse zu erlernen und dann nachzubilden, da man bisher ausschlich bei biologischen Organismen wie Menschen und Tieren von emotionaler Intelligenz spricht. Die Nachbildung dieses Gesamtkonzeptes stellt somit für die Forschung ein zentrales Ziel dar. Roboter können durch Sensoren bereits zum Teil Emotionen erkennen, diese natürlich aber nicht erleben. Um das Handeln der KI auf die wahrgenommenen Emotionen abzustimmen wird von der Ausstattung mit emotionaler Intelligenz gesprochen, was jedoch einige ethischen Fragen aufwirft (Mainzer 2019, S. 125-127).

2.3 Einsatzbereiche von Künstlicher Intelligenz

KI hat sich in den letzten Jahren rasant entwickelt, was nicht zuletzt auch damit zusammenhängt, dass es eine Allzwecktechnologie darstellt, die in nahezu allen Wirtschaftszweigen eingesetzt werden kann. Somit wird es zukünftig direkt oder indirekt alle Menschen betreffen, denn bereits heute hat KI einen starken Einfluss auf unseren Alltag und das Arbeitsumfeld. Sie verändert die Mobilität durch selbstfahrende Fahrzeuge, den Bereich Logistik im Zuge des Onlinehandels und die Art der Kommunikation durch Chatbots (Schmitz 2020, S. 367). Ferner kommt KI auch stark im Militär und der Kriegsführung zum Einsatz, in den Banken bei der Kreditvergabe, bei der Auswahl geeigneter Bewerber für Jobs, in der Werbeindustrie und Medizintechnik (Hasenbein 2020, S. 186). Im

Folgenden wird am Beispiel der Medizin das breite Potential von KI dargelegt, aber auch die damit verbundenen Risiken und ethischen Fragen.

Einfache Tätigkeiten, die bereits heute häufig von KI-basierten Maschinen übernommen werden sind der Transport von Essen oder anderen Gegenständen und die Unterstützung bei der Reinigung (Graf 2011, S. 1–2). Durch die Fortschritte im Deep Learning werden auch vermehrt Diagnose- und Behandlungsvorschläge von der KI erteilt, insbesondere in der Radiologie. Das System kann dabei unendlich viele Röntgenbilder vergleichen und bei der Diagnose des Patienten mitwirken (Müschenich und Wamprecht 2018, S. 334).

Des Weiteren kommen Maschinen zum Einsatz, die die Körperfunktionen des Menschen überwachen und einen Alarm auslösen, wenn sich die Werte verschlechtern oder eine Fehlfunktion auftritt. Perspektivisch wird das Monitoring noch durch die direkte Behandlung der Maschine erweitert. So könnte diese etwa beim Auftreten von starken Schmerzen eigenständig ein entsprechend dosiertes Medikament über die Infusion verabreichen (Katzenmeier 2019, S.264).

Auch Roboter werden in Zukunft im direkten Kontakt mit Patienten eingesetzt, zum Beispiel durch den Reha-Assistent „Roreas" beim Lauftraining von Schlaganfall-Patienten (Beck 2020, S. 16) oder beim Umbetten und der Mobilisierung von Patienten (Graf 2011, S. 2–3). Fernen könnten Roboter bereits durch gespeicherte Patientendaten eigenständige Handlungen vornehmen. Der Roboterassistent „Care-O-bot" ist mit Hilfe einer Bewohnerdatenbank in der Lage, einzelne Bewohner zu identifizieren und bietet denjenigen ein Getränk an, die noch nicht genug getrunken haben, um Dehydration zu vermeiden (Graf 2011, S. 3).

Anmerkung der Redaktion: Abbildung wurde aus
urheberrechtlichen Gründen entfernt.

Abbildung 2: Care-O-bot (Graf 2011, S. 3)

3 Ethische Konflikte bei Maschinellen Lernen-Verfahren

Wie am Beispiel des Einsatzes von KI-gesteuerten Maschinen in der Pflege und Medizin zu sehen ist, gibt es einige Aspekte, die ethische Fragen aufwerfen. Die Algorithmen nutzen personenbezogene Daten und verändern die gesellschaftlichen Strukturen, sowie die Kommunikation und Interaktion der Menschen. „Und dieser Einfluss wird insbesondere dann deutlich wachsen, wenn der Schritt von der jetzigen schwachen KI (durch den Menschen vorgegebene bzw. programmierte Algorithmen) hin zu einer starken KI (die sich selbst gestaltet bzw. fortentwickelt […]) gegangen wird." (Stubbe et al. 2019, S. 239).

Bevor eine detaillierte Betrachtung der ethischen Fragen beim Einsatz von KI erfolgt, sollte an dieser Stelle ein Blick auf die Definition von Ethik und Moral geworfen werden. Moral stammt von dem lateinischen Wort „mores" und bedeutet Sitte. Sie beinhaltet die von der Gesellschaft als richtig erachteten Handlungen und beschreibt die Sitten, Grundsätze und Werte, die das Verhalten steuern und als gesellschaftlich „gut" gelten (Lempp 2013, S. 6-8; Hasenbein 2020, S. 184).

Ethik hingegen ist die Philosophie des sittlichen Verhaltens von Menschen und basiert auf der Moral, die von der Gesellschaft bestimmt wird. Somit können beide nie losgelöst voneinander betrachtet werden. „Im Ergebnis dieser jeweiligen Analysen von menschlichen Handlungen liegen Argumente für bzw. gegen ein bestimmtes Verhalten vor. Weiterhin unterstützt die Ethik dabei, herauszufinden, was richtiges moralisches Handeln und Urteilen ist." (Bülchmann 2020, S. 209).

In Bezug auf die Nutzung von KI stellt sich also die Frage, welche unerwünschte Aspekte diese mit sich bringen könnte. Umso komplexer und vernetzter die Einsatzgebiete werden, desto anspruchsvoller gestalten sich auch die ethischen Entscheidungen, die von dem System zu treffen sind. Mittlerweile wird auch von „Artificial Morality" (AM) oder im Deutschen „Maschinenethik" gesprochen (Hasenbein 2020, S. 187). Die potentiellen Risiken, die von dem Einsatz der KI ausgehen reichen von Schädigungen am Menschen, wie zum Beispiel durch Unfälle mit autonomen Autos, über diskriminierende Entscheidungen, hin zu Eingriffen in die Privatsphäre (Beck 2020, S. 2).

Diese Herausforderungen haben zum einen eine strafrechtliche Ebene, insbesondere in Bezug auf die Frage der Verantwortung und Haftung, aber vor allem auch ethische und moralische Implikationen. An dieser Stelle soll der Fokus auf die ethischen Fragen gelegt werden, weswegen die rechtliche Komponente nicht mit aufgeführt wird. Die Nachfolgenden Aspekte wurden im Zuge der Recherche in thematisch übergeordnete Kategorien eingeteilt, um einen besseren Überblick zu erhalten.

3.1 Risiko der Schädigung von Menschen

Im Rahmen der Weiterentwicklung von KI besteht grundsätzlich das Risiko, dass KI-gesteuerte Roboter und Maschinen zu Schädigung von Menschen führen. Um das Themengebiet der Medizintechnik wieder aufzugreifen könnten Fehlentscheidungen von Diagnosesystemen zu einer falschen Diagnose und anschließenden Behandlung führen oder eine fehlerhafte Dosierung von Medikamenten verheerende Folgen haben (Katzenmeier 2019, S. 265).

Ein weiteres häufig aufgeführtes Beispiel, welches das ethische Dilemma klar wiederspiegelt ist die „gezwungene Wahl" eines autonomen Fahrzeugs, dass entscheiden muss, wen es in einer kritischen Unfallsituation anfährt. In diesem Zusammenhang wurde vom MIT Media Lab das Moral Maschine Experiment durchgeführt. Im Rahmen der Studie wurde untersucht, wie Menschen aus verschiedenen Weltregionen in besagter Situation entscheiden würden, um als Diskussionsgrundlage zu dienen, nach welchen gesellschaftlichen Erwartungen selbstfahrende Autos programmiert werden sollen. Dabei steht vor allem die Frage nach der (ethischen) Verantwortung im Raum (Awad et al. 2018, S. 1).

Das Experiment liegt dabei der ethischen Theorie des Utilitarismus zugrunde, der besagt, dass ethische Probleme so gelöst werden sollten, indem man Entscheidungen im Sinne des größtmöglichen Glücks für die maximale Zahl von Menschen trifft. Dafür werden die Vorteile aus der Entscheidung den Nachteilen gewichtet gegenübergestellt. Im Sinne des Experiments müssten also „ethische" Algorithmen so entscheiden, dass die Gesamtzahl der Vorteile überwiegen (Anderson, Anderson, & Armen, 2005, S. 2–3).

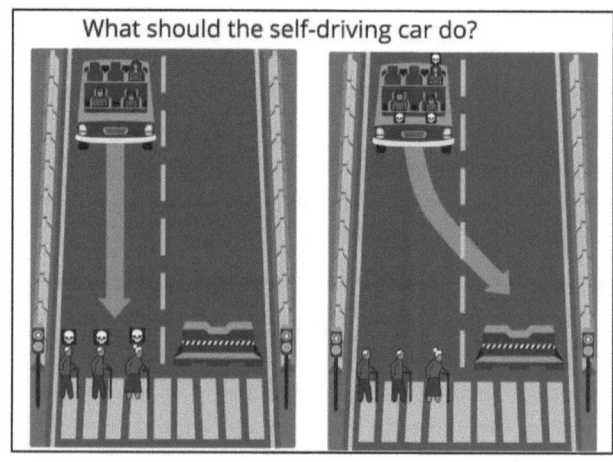

Abbildung 3: Moral Maschine Experiment (Anderson, Anderson, & Armen, 2005, S. 3)

3.2 Autonomie und Verantwortung

Wie bereits im vorherigen Kapitel angeschnitten wurde, stellt die Verantwortung eine besondere Herausforderung dar. Mal abgesehen von der rechtlichen Komponente wird auch die ethische Verantwortung problematischen werden, wenn die „Autonomie" und Vernetzung der KI steigt (Neuhäuser 2012, S. 24). Da Verantwortlichkeit in gewisser Weise eine Vorhersehbarkeit und Vermeidbarkeit eines Schadens vorrausetzt, könnte es nahezu unmöglich werden Programmierer oder beteiligte Personen im Falle eines Fehlverhaltens der KI „haftbar" zu machen. Im Zuge der teilweise geringen Transparenz, die in einem separaten Kapitel behandelt wird, wird es auch immer schwieriger werden die Fehler nachzuweisen (Schuster 2019, S. 11).

Am Beispiel des Unfalls des autonomen Fahrzeugs lässt sich der Konflikt gut erklären, denn die Maschine ist in der Hinsicht keine (juristische) „Person" und es bleibt zu klären, wer letztlich verantwortlich ist. Der Programmierer hat womöglich nur den anfänglichen Algorithmus der Software geschrieben und diese hat sich dann anschließend selbstlernend weiterentwickelt (Stubbe et al. 2019, S. 240). Wer trägt also die moralische Verantwortung im Schadensfall? Es gilt also nicht nur zu klären, "wer Entscheider und wer verantwortlich ist, sondern auch darum, wer im Zusammenspiel Mensch-Maschine die Kontrolle behält und wie der Mensch einen eigenen Willen aufrechterhalten und schlussendlich auch durchsetzen kann." (Stubbe et al. 2019, S. 243).

Auch in der Medizintechnik ist dieses ethische Dilemma von immenser Relevanz. Die KI-gestützten Roboter und Maschinen sollten zwar den Arzt und das Personal von Routinetätigkeit entlasten und unterstützten, diese jedoch nicht ersetzten. „Nur der Arzt könne die sozialen, psychologischen und persönlichen Rahmenbedingungen in die Behandlung miteinbeziehen, einzig er sei zu der – im Umgang mit dem Kranken so wichtigen – Empathie fähig." (Katzenmeier 2019, S. 269). Maschinen können zwar statistische Erkenntnisse auswerten, haben jedoch nicht die Fähigkeit zu verstehen, was es bedeutet sterblich zu sein und Gefühle zu haben. Dieser Aspekt ist bei der Betrachtung der konkreten Geschichte des Patienten und der anschließenden Behandlungsentscheidung jedoch von Bedeutung (Beck 2020, S. 14). Inwiefern die fehlende Empathie vielleicht auch Vorteile mit sich bringt wird im Kapitel 3.4 behandelt.

Die Weiterentwicklung von KI und der Einsatz in immer mehr Lebensbereichen wird auch die bestehenden gesellschaftlichen Strukturen verändern. Die von der Bevölkerung befürchtete fehlende „Menschlichkeit" der Maschinen und „Enthumanisierung" im Zuge des steigenden Einsatzes von Robotern kann sich außerdem negativ auswirken. Die noch etwas futuristische Vorstellung, dass KI-Maschinen zu „Lebenspartnern" werden ist in manchen Bereichen gar nicht mehr so abwegig. Dies gilt vor allem im Einsatz in der

Pflege, mit älteren oder dementen Personen (Martini und Botta 2018, S. 631; Beck 2020, S.14).

So genannte emotionssensitive Roboter haben dabei den Vorteil, dass sie unendliche Geduld haben und man sich nicht bei ihnen bedanken muss. Für Menschen, die fortlaufend von der Unterstützung anderer abhängig sind, kann sie dies emotional sehr stark belasten. Die Nutzung von Roboter könnte die Last etwas mindern (Wolfangel 2018). Allerdings warnen Ethiker und Experten vor dem Einsatz von Robotern. Diese sollten die meist schon wenig vorhandene zwischenmenschliche Kommunikation und den Kontakt mit Menschen nicht ersetzten. In einigen Ländern kommt der Zuwendungsroboter „Paro" zum Einsatz, der wie eine Babyrobbe aussieht und demenzkranke Personen emotional anregen soll. Paro ist mit Sensoren unter dem Fell ausgestattet, die es ermöglichen, Berührungen, Geräusche oder auch Stimmen zu registrieren und darauf zu reagieren. Wenn er von Personen gestreichelt wird, reagiert die KI-basierte Robbe mit Tönen und Bewegungen. Er könnte Personen somit helfen sich zu öffnen, die aufgrund der Demenz sich zurückgezogen haben, sollten den Kontakt zu Menschen jedoch nicht ersetzten (WELT 2011).

3.3 Datennutzen und Privatsphäre

Eine weitere Herausforderung stellt der Schutz von Daten, Informationen und der Privatsphäre da. Das gilt vor allem in Bezug auf personenbezogene Daten, denn allein um die Funktionen der Systeme nutzen zu können, sowie für die Weiterentwicklung von KI, wird eine große Datenmenge (Big Data) benötigt, die miteinander vernetzt ist. Aufgrund der Vernetzung der Systeme wird auch die Anonymisierung beziehungsweise Pseudonymisierung und Sicherung personenbezogener Daten immer schwieriger (Keßler 2017, S. 590).

Mittlerweile können Daten weltweit in kürzester Zeit übermittelt und analysiert werden. Das Sammeln und Auswerten von persönlichen Daten ist generell ein sensibles Thema und diese sollten auch entsprechend geschützt werden. Ein weiterer Aspekt ist allerdings das ethisch verantwortliche Verhalten, da perspektivisch die KI-basierten Maschinen und Roboter immer eigenständiger agieren. Besonders hochsensible Informationen, wie zum Beispiel rassistische Lehren sollten unter keinen Umständen Grundlage für Entscheidungen einer KI sein (Hasenbein 2020, S. 184).

Mithilfe von Big Data wird beispielsweise in einigen Städten in China das Social-Scoring-Verfahren, auch Social-Credit-System (SCS) genannt, durchgeführt. Dieses kann als Überwachungs-, Erfassungs- und Ratingsystem verstanden werden, was Daten über das Verhalten von Einzelpersonen, Unternehmen und Organisationen einstuft und bewertet. „Gutes" oder „liniengetreues" Verhalten wird mit Annehmlichkeiten und Vorteilen

(zum Beispiel einem einfacheren Zugang zu bestimmten Leistungen) „belohnt", wohin-
gegen „schlechtes" Verhalten diszipliniert und bestraft wird. Das umfangreiche Sammeln
der persönlichen Daten stellt nicht nur einen Eingriff in die Privatsphäre dar, es ist außerdem ethisch äußerst fragwürdig, die Bevölkerung in Klassen einzuteilen (Beck et al.
2019, S. 12).

Ein weiteres bekanntes Thema in Bezug auf die Polizeiarbeit und Überwachungen ist
der Konflikt zwischen dem Wert für die Gesellschaft und der Privatsphäre des Einzelnen.
In den USA und China hat die Polizei die Möglichkeit mittels KI-basierter automatischer
Gesichtserkennung öffentliche Veranstaltungen und Plätze nach gesuchten Kriminellen
zu scannen. „Das ethische Dilemma liegt auf der Hand: Wären wir bereit, diesen Eingriff
in die Privatsphäre auch bei uns hinzunehmen, wenn so mutmaßliche Straftäter aufge-
spürt und festgenommen werden könnten?" (Schmitz 2020, S. 367).

3.4 Diskriminierung

Die Entscheidungen einer KI erscheinen auf den ersten Blick faktenbasiert, objektiv und
neutral, da sie schließlich auf statistischen Korrelationen basieren. Dennoch gibt es ein
Diskriminierungspotential, was mit der Funktionsweise der KI zusammenhängt. Grund
dafür sind die Input- und Trainingsdaten. Um eine Entscheidung zu fällen teilt die KI die
Personen zwangsläufig basierend auf bestimmten Merkmalen in verschiedene Cluster
ein. Es gibt natürlich auch berechtigte Differenzierungen, aber abhängig davon, auf welchen Merkmalen die Entscheidung basiert, können auch ungerechtfertigte Diskriminierungen auftreten. Hinzu kommt, dass Lernende Systeme bereits vorhandene Diskriminierungen nicht nur übernehmen, sondern sogar noch verschlimmern (Beck et al. 2019,
S. 3–5).

Ein Beispiel für diskriminierende Entscheidungen stellt die in den USA im Justizsystem
eingesetzte KI dar, die die Rückfallwahrscheinlichkeit von Angeklagten bestimmen soll.
Dabei ermitteln die Algorithmen anhand historischer Daten (z. B. aus Kriminalitätsstatis-
tiken) wie hoch die Wahrscheinlichkeit ist, dass die Angeklagten erneut eine Straftat be-
gehen. Diese Daten beruhen allerdings auf statistischen Korrelationen und nicht auf kausalen Zusammenhängen. Somit erhielten Personen aus bestimmten Bevölkerungsgruppen (z. B. schwarze Menschen oder Personen mit geringen finanziellen Mitteln) eine wesentlich schlechtere Prognose als andere. Allein durch die Zugehörigkeit zu gewissen
Bevölkerungsgruppen wurden die Angeklagten benachteiligt und es wurde nicht der Ein-
zelfall betrachtet (Beck et al. 2019, S. 3).

Doch es muss nicht immer problematisch sein, dass die KI ohne Emotionen auf Grundlage von rationalen, verallgemeinernden Kriterien entscheidet. Im bestimmten Bereich

können derartige Entscheidungen auch Manipulationen reduzieren. In der Medizintechnik wird das Scoring-Systems MELD genutzt, was die Einteilung des Grades von Lebererkrankungen bei Patienten durchführt und dem darauf resultierenden Zuteilungsverfahren von Spenderlebern. „Zwar sei Ethik selten „1 oder 0" – zur Reduzierung von Fehlerwahrscheinlichkeiten oder zum Ausschluss von Manipulationen könnten automatisierte Entscheidungen in manchen Kontexten jedoch durchaus ethisch geboten sein." (Hahn 2018, S. 27).

3.5 Transparenz und Erklärbarkeit

Wie bereits in einigen Kapiteln angeschnitten wurde stellt die Transparenz und Erklärbarkeit der Entscheidungen der KI vor allem in Bezug auf den Aspekt der Diskriminierung eine wichtige Rolle dar. Jedoch ist diese aus technischen und rechtlichen Gründen problematisch. Aus technischer Sicht „[…] sind die Algorithmen so komplex, basiert das Deep Learning auf so vielen Daten, dass ein Nachvollziehen und Bestimmen der Daten und Kategorisierungen durch einen Menschen prinzipiell realistisch kaum möglich erscheint." (Beck et al. 2019, S. 14). Wie die KI also zu ihren Arbeitsergebnissen gelangt ist für den Nutzer nur bedingt rückverfolgbar, da dafür die Datengrundlage, Handlungsfolge und Gewichtung der Entscheidungskriterien bekannt sein muss (Katzenmeier 2019, S. 269). Dadurch können auch mögliche diskriminierende Kriterien als Entscheidungsgrundlage nicht ausgeschlossen werden und sind nicht immer sichtbar (Stubbe et al. 2019, S. 242).

Zwar können die Lernvorgänge der KI bis zu einem gewissen Grad gesteuert und eingegrenzt werden, allerdings kann in Bezug auf die Weiterentwicklung der „starken" KI nicht ausgeschlossen werden, dass unbeabsichtigte Lernvorgänge stattfinden, die zu ethisch fragwürdigen Entscheidungen führen. Des Weiteren gehören Algorithmen rechtlich gesehen zum Firmengeheimnis, sodass Unternehmen nicht zwingend verpflichtet sind diese offenzulegen (Beck et al. 2019, S. 15).

4 Ethische Richtlinien bei der Einführung von KI

Das vorherige Kapitel hat bereits gezeigt, dass eine Bandbreite an ethischen Fragen in Bezug auf den Einsatz von KI existiert. Die identifizierten Themenfelder sollten nun als Grundlage dafür dienen, um Hinweise für die Einführung von KI unter Berücksichtigung des ethischen Rahmens zu liefern.

An dieser Stelle ist zu unterscheiden, ob sich die ethischen Anforderungen an den Menschen oder die Maschine direkt richten. Aktuell befindet sich noch hauptsächlich die „schwache" KI im Einsatz, sodass sich die Richtlinien konsequenterweise an den Menschen und nicht an die Maschine direkt richten. Wesentlich anspruchsvoller wird es, wenn die komplexere und erheblich höher entwickelte „starke" KI zum Einsatz kommt. In diesem Fall richten sich die ethischen Leitlinien dann nicht mehr an den Menschen, sonders es bedarf einer Maschinenethik (Stubbe et al. 2019, S. 244).

Im Rahmen der Maschinenethik sollten ethische und rechtliche Anforderungen in irgendeiner Form in die auf KI-basierenden Maschinen „eingepflanzt" werden, sodass sie diese Normen erlernen und bei Entscheidungen eine ethische Orientierung haben. Dies ist jedoch kein leichtes Unterfangen, denn die Normen und Sprache kann man nicht so einfach in Algorithmen „übersetzten" (Beck 2020, S. 7; Hasenbein 2020, S. 185). In Deutschland arbeiten Forscher der TU Darmstadt bereits an diesem Thema und versuchen KI moralische Werte zu vermitteln, indem sie Kataloge von Frage-Antwort-Dialogen als Basis für unterschiedliche Handlungssituationen verwenden (Hasenbein 2020, S. 185).

Für die Gesellschaft als Ganzen, aber auch besonders für die Politik wird das Thema immer relevanter. Daher wurden in Deutschland bereits einige Kommissionen und Expertengruppen gebildet, die sich intensiv mit den ethischen Fragen in Bezug auf KI auseinandersetzten. Dazu gehört zum Beispiel eine hochrangige Expertengruppe für KI, die von der Europäischen Kommission eingesetzt wurde, um Ethik-Leitlinien für eine vertrauenswürdige KI zu entwickeln. Die Kernpunkte des Dokuments werden im Folgenden dargelegt.

„Eine vertrauenswürdige KI zeichnet sich durch drei Komponenten aus, die während des gesamten Lebenszyklus des Systems erfüllt sein sollten: a) Sie sollte rechtmäßig sein und somit alle anwendbaren Gesetze und Bestimmungen einhalten, b) sie sollte ethisch sein und somit die Einhaltung ethischer Grundsätze und Werte garantieren und c) sie sollte robust sein, und zwar sowohl in technischer als auch sozialer Hinsicht, da KI-Systeme selbst bei guten Absichten unbeabsichtigten Schaden anrichten können." (HEG-KI 2019, S. 2).

Die Leitlinien der Expertengruppe sollen dabei keine Auflistung ethischer Grundsätze darstellen, sondern vielmehr als Hilfestellung zur Umsetzung der Prinzipien dienen. Dabei unterteilt sich das Konzept in drei Ebenen, von abstrakteren Aspekten (Kapitel I) hin zu direkten Hinweisen (Kapitel II) und der Bewertungsliste (Kapitel III), wie in Abbildung 4 dargestellt ist (HEG-KI 2019, S. 2).

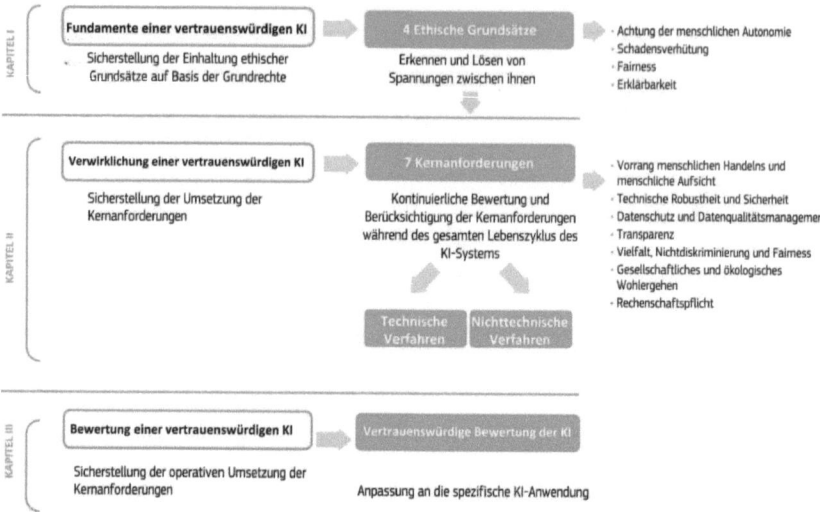

Abbildung 4: Die Leitlinien als Rahmen für eine vertrauenswürdige KI (HEG-KI 2019, S. 10)

In Kapitel I werden zuerst die ethischen Grundsätze und dazugehörigen Werte dargestellt, die bei der Einführung von KI-basierten Maschinen eingehalten werden sollten. Anzumerken ist, dass Personen aus besonders schutzbedürftigen Bevölkerungsgruppen (zum Beispiel Kinder oder Menschen mit Behinderungen) und aus einem ungleichen Machtverhältnis (zum Beispiel zwischen Arbeitgebern und Arbeitnehmern) mit in die Entwicklung und Einführung einbezogen werden sollten (HEG-KI 2019, S. 2).

In Kapitel II werden anschließend sieben Anforderungen an eine vertrauenswürdige KI gestellt, die durch technische als auch nicht-technische Methoden umgesetzt werden können. Diese Anforderungen werden in den folgenden Unterkapiteln aufgegriffen, jedoch können diese nicht im vollen Umfang dargestellt werden, aufgrund des begrenzten Rahmens dieser Arbeit. Zuletzt bietet Kapitel III aufbauend auf Kapitel II eine Bewertungsliste, die eine gute Grundlage zur Entwicklung von Handlungsempfehlungen, wie in Konflikt stehende Leitlinien behandelt werden können, darstellt. „Bei der Gewährleistung von vertrauenswürdiger KI geht es nicht um das Abhaken von Punkten einer Liste, sondern um einen kontinuierlichen Prozess der Ermittlung und Umsetzung von Anforderungen, der Bewertung von Lösungen und der Erzielung besserer Ergebnisse über den gesamten Lebenszyklus des KI-Systems unter Beteiligung der relevanten Interessenträger." (HEG-KI 2019, S. 3).

Basierend auf den Grundsätzen und Anforderungen der Ethik-Leitlinien für eine vertrauenswürdige KI der Expertengruppe und den Ergebnissen der Recherche zu diesem Thema, folgen an dieser Stelle ethische Richtlinien für die Einführung von KI-Systemen. Die Einteilung erfolgt analog zu Kapitel 3.

4.1 Schadensvermeidung

In Kapitel 3.1 wurde bereits in verschiedenen Szenarien dargestellt, dass es im Zuge des Einsatzes von KI-basierten Systemen zu körperlichen oder geistigen Schäden an Menschen kommen kann. Grundsätzlich äußert sich die Expertengruppe im Rahmen des Grundsatzes der Schadensverhütung dazu wie folgt: „KI-Systeme sollten Schäden weder verursachen noch verschärfen oder sich auf andere Art und Weise auf Menschen negativ auswirken. Hierzu gehört der Schutz der Menschenwürde sowie der geistigen und körperlichen Unversehrtheit." (HEG-KI 2019, S. 15).

Wenn man also einen Schaden am Menschen nicht vollkommen ausschließen kann, wäre es dann ethisch vertretbar die Technologie weiter zu entwickeln und einzusetzen? Laut Stubbe et al. (2019, S. 242) ergeben sich „die ethischen Anforderungen an autonome entscheidende Systeme und den Grad der Verantwortungsübertragung von Mensch auf Maschine […] aus den antizipierenden Abwägungen, inwieweit die durchaus erheblichen Vorteile für viele Menschen in einem verträglichen Verhältnis zu den in spezifischen Situationen auftretenden Nachteilen für einzelne Betroffene stehen." Bezugnehmend auf das Beispiel des autonomen Fahrzeugs birgt dies grundsätzlich das Potential, dass die Anzahl der Verkehrstoten sich voraussichtlich stark verringern wird, sodass viele Menschenleben geschützt werden könnten. Durch den perspektiven Schutz vieler Personen wäre der Einsatz also ethisch vertretbar, auch wenn in Einzelfällen Menschen zu Schaden kommen könnten.

In Deutschland hat sich bereits 2017 die Ethik-Kommission des Bundesministeriums für Verkehr und Digitale Infrastruktur (BMVI) mit dem ethischen Dilemma auseinandergesetzt und Richtlinien für selbstfahrende Fahrzeuge eingeführt. Grundsätzlich sind Sachschaden einem Personenschaden vorzuziehen und bei unausweichlichen Unfallsituationen ist jede Unterscheidung nach persönlichen Merkmalen (Alter, Geschlecht, körperliche oder geistige Konstitution, sowie ethnischer Hintergrund) strikt untersagt (Ethik-Kommission 2017, S. 11).

Um eine vertrauenswürdigen KI zu verwirklichen hat die Expertengruppe konkrete Anforderungen aufgestellt, die bei der Einführung und Entwicklung zu beachten sind. Die

KI-Systeme sollten eine technische Robustheit besitzen, sodass „sie sich zuverlässig gemäß ihrer Bestimmung verhalten, bei gleichzeitiger Minimierung von unbeabsichtigtem und unerwartetem Schaden und unter Verhinderung von inakzeptablem Schaden." (HEG-KI 2019, S. 20). Des Weiteren sollten Sicherheitsvorkehrungen getroffen werden, für dann Fall das ein Problem auftritt, sodass ein Auffangplan in Kraft tritt. Im Rahmen dieses Plans könnte das System vom statistischen auf ein regelbasiertes Verfahren umgestellt werden oder ohne einen manuellen Eingriff eines Manschens einen Vorgang nicht weiter ausüben (HEG-KI 2019, S. 20).

Ferner sollte ein Prozessplan zur Offenlegung und Bewertung potenzieller Risiken ausgehend vom Einsatz der KI erstellt werden, wobei der Grad der entscheidenden Sicherheitsmaßnahmen vom Ausmaß des ausgehenden Risikos abhängt. Die KI-Systeme müssen außerdem zu jeder Zeit vor Missbrauch durch Angreifer (Hacking) geschützt und Sicherheitslücken geschlossen werden. Für den Fall eines möglichen Missbrauchs des Systems müssen Vorkehrungen getroffen werden, die ihn verhindern und begrenzen (HEG-KI 2019, S. 20).

4.2   Achtung der menschlichen Autonomie

Wenn aktuell von der „schwachen" KI gesprochen wird, ist der Handlungs- und Entscheidungsspielraum noch relativ gering, da diese eher statisch agieren und vorprogrammiert werden. Das KI-System ist dahingehend nur sehr begrenzt in der Lage auf unbekannte und nicht definierte Zustände zu reagieren, somit ist die Unabhängigkeit der Maschine noch begrenzt (Fritz et al. 2019, S. 28–29). Vor allem perspektivisch drängt sich jedoch die Frage nach der moralischen Verantwortung und der Autonomie auf. „Das Selbstverständnis des Menschen prägt sich dabei entlang der Entscheidung aus, ob er in eine existentielle Konkurrenz mit der KI eintritt, oder aber ob er die Oberhand behält, indem die Position einer „Superintelligenz" klar geregelt ist und KI ihm sehr kontrolliert assistiert und sukzessive Aufgaben abnimmt." (Stubbe et al. 2019, S. 243).

Damit in Bezug auf die Einführung einer vertrauenswürdigen KI die Autonomie der Menschen gewährleistet werden kann, stützt sich die Expertengruppe auf die Grundrechte der Achtung der Menschenwürde und der Freiheit des Einzelnen. „KI-Systeme sollten daher so entwickelt werden, dass die körperliche und geistige Unversehrtheit des Menschen, seine persönliche und kulturelle Identität und die Erfüllung seiner Grundbedürfnisse geachtet, gefördert und geschützt werden." (HEG-KI 2019, S. 13). Des Weiteren „[...] gebietet die Freiheit des Einzelnen die Eindämmung von (in)direktem unrechtmäßigem Zwang, von Bedrohungen für die geistige Selbstbestimmung und Gesundheit, von ungerechtfertigter Überwachung, Täuschung und unfairer Manipulation." (HEG-KI 2019, S. 13).

Damit diese Grundrechte gewährleistet werden können, fordert die Expertengruppe, dass die Menschen zu jeder Zeit selbstbestimmend agieren können und KI-Systeme niemanden unterordnen, täuschen oder manipulieren. Wie in Kapitel 3.2 im Zusammenhang mit der Nutzung von KI in der Medizintechnik beschrieben wurde, sollte die Mensch-Maschine-Interaktion nach „menschenzentrierten Entwicklungsgrundsätzen erfolgen und sinnvolle Spielräume für menschliche Entscheidungen lassen. Dies bedeutet die Sicherstellung der menschlichen Aufsicht und Kontrolle über Arbeitsprozesse in KI-Systemen." (HEG-KI 2019, S. 14–15).

Dass die Kontrolle nur bedingt gewährleistet werden kann, stellt vor allem in Bezug auf die „starke" KI eine immense Problematik dar. Doch die Kontrolle ist besonders wichtig, um sicherzustellen, dass die KI nicht die menschliche Autonomie beeinträchtigt. Laut der Expertengruppe soll die Aufsicht im Rahmen von Lenkungs- und Kontrollmechanismen erfolgen, die umso strenger aufgesetzt werden, wenn die mögliche Aufsicht eines Menschen über die KI sinkt (HEG-KI 2019, S. 19).

„Die Omnipräsenz sozialer KI-Systeme in allen Lebensbereichen (ob in Bildung, Arbeit, Pflege oder Unterhaltung) kann unsere Vorstellung von sozialer Handlungsfähigkeit verändern oder unsere sozialen Beziehungen und Bindungen beeinflussen. So wie KI-Systeme zur Verbesserung sozialer Kompetenzen eingesetzt werden können, können sie auch zu deren Verschlechterung beitragen." (HEG-KI 2019, S. 24). Insbesondere in der Pflege, wo der soziale Kontakt mit dem Personal meinst gering ist, sollte dieser nicht gänzlich durch KI-basierte Roboter ersetzt werden. Mögliche Auswirkungen der KI auf das körperliche, aber auch geistige Wohlergehen der Menschen muss dahingehend genau überwacht und berücksichtigt werden.

4.3 Datenschutz und Privatsphäre

Die KI Technologie ermöglicht eine fortlaufend effizientere Identifizierung einzelner Personen, sei es mittels Gesichtserkennung zum Entsperren des Smartphones oder im öffentlichen Raum über KI-Überwachungstechniken (HEG-KI 2019, S. 44). Die vorausschauende Polizeiarbeit mithilfe von KI-Systemen zur Verbrechensbekämpfung stellt dabei einen ethischen als auch rechtlichen Konflikt dar. Die Überwachungsmaßnahmen ermöglichen es zwar Straftäter zu fassen, wirkt sich aber gleichzeitig negativ auf die individuellen Freiheits- und Datenschutzrechte aus. Vor dem Hintergrund sollen zukünftig Grenzen zwischen gezielter Überwachung und Massenüberwachung bezogen werden, um eine vertrauenswürdige KI zu erschaffen (HEG-KI 2019, S. 16, 44).

Wie bereits beim Aspekt der Schadensverhütung erwähnt wurde, sollten die Vorteile der Nutzung der KI-Systeme die absehbaren individuellen Risiken signifikant überwiegen.

Ferner fordert die Expertengruppe, dass KI-Akteuren „an ethische Dilemmata und Kompromisse mit vernünftiger, auf Fakten gestützter Reflexion und nicht mit Intuition oder nach Gutdünken herangehen." (HEG-KI 2019, S. 16).

Grundsätzlich müssen KI-basierte Maschinen den Datenschutz und Schutz der Privatsphäre in allen Lebenszyklusphasen garantieren. „Aus digitalen Aufzeichnungen über das menschliche Verhalten können KI-Systeme nicht nur auf persönliche Vorlieben einzelner Menschen, sondern auch auf sexuelle Ausrichtung, Alter und Geschlecht sowie religiöse oder politische Ansichten schließen." (HEG-KI 2019, S. 21). Damit die Bevölkerung Vertrauen in die Systeme aufbauen kann und es nicht zu unethischen oder diskriminierenden Handlungen kommt, müssen sich diese an bestehende Datenschutzgesetze, wie die DSGVO halten. Seit Mai 2018 gilt in der EU die Datenschutz-Grundverordnung (DSGVO), die Vorgaben zum Sammeln und Verarbeiten von personenbezogenen Daten enthält. Dies regelt den Umgang mit sensiblen Daten, klärt jedoch nur bedingt die Frage, wie genau ethisch verantwortliches Verhalten aussieht, im Zuge des selbstständigen Lernens der Maschinen (BMJV 2018).

Weitere Aspekte die für die Einführung einer vertrauenswürdigen KI beachtet werden sollten sind die Transparenz in Bezug auf die Verarbeitung der personenbezogenen Daten, eine hohe Datenqualität, sowie eine „Einwilligungserklärung" der Nutzer zur Datensammlung und -verarbeitung (Spiekermann 2020, S. 24). Ferner spielt auch die Integrität der Daten eine bedeutende Rolle. Wenn schädliche oder veränderte Daten in die KI eingespeist werden, könnte das das Verhalten negativ beeinflussen. Vor dem Hintergrund empfiehlt die Expertengruppe, dass verwendete Prozesse und Datensätze in allen Phasen getestet und dokumentiert werden. Außerdem sollte unbefugten Personen, die nicht entsprechend qualifiziert sind, der Zugriff auf (personenbezogene) Daten verwehrt werden. Dafür bietet sich die Verwendung eines Protokolls an, um die Nachvollziehbarkeit zu gewährleisten (HEG-KI 2019, S. 21–22).

4.4 Gerechtigkeit und Fairness

Da KI-Systeme nicht per se zwangläufig objektiv entscheiden, wie ich Kapitel 3.4 dargestellt wurde, ist darauf zu achten, dass bei der Entwicklung und Einführung der Technologie Fairness berücksichtigt wird. „In einem KI-bezogenen Kontext bedeutet Gleichheit, dass das System keine auf unfaire Weise verzerrten Ergebnisse liefern darf (z. B. sollten die zur Justierung der KI- Systeme verwendeten Daten so inklusiv wie möglich sein und verschiedene Bevölkerungsgruppen repräsentieren)." (HEG-KI 2019, S. 13).

Besonders am genannten Beispiel des Einsatzes der KI im Justizsystem ist zu erkennen, dass benachteiligte Personengruppen vor einer unfairen Verzerrung, Diskriminierung und Stigmatisierung geschützt werden sollten (Beck et al. 2019, S. 3). Das Beispiel zeigt auch, dass „die von KI-Systemen (sowohl zur Ausbildung als auch für den Einsatz) verwendeten Datensätze […] unbeabsichtigte historische Verzerrungen und schlechte Lenkungs- und Kontrollmodelle aufweisen oder unvollständig sein [können]." (HEG-KI 2019, S. 22–23). Wenn nun diese Aspekte nicht beachtet werden und als Grundlage für eine Entscheidung dienen, können diese zu (in)direkten Vorurteilen und Diskriminierung führen oder sie sogar verschärfen. Im Zuge einer ethischen Betrachtung sollten absehbare diskriminierende Verzerrungen bereits in der Phase der Datenerhebung ausgeschlossen werden.

Die Schwierigkeit Korrelationen sozial zu bewerten hängt dabei mit der Funktionsweise der KI-Systeme zusammen. Diese sollte im Zuge einer vertrauenswürdigen KI mit verschiedenen Anforderungen bewältigt werden, „von einer achtsamen Auswahl der Trainingsdaten über die Suche nach Kausalitäten statt nur nach Korrelationen und angemessene Transparenz der Prozesse bis hin zur Überprüfung der Ergebnisse." (Beck 2020, S. 15).

Des Weiteren sollten die Kriterien, mithilfe derer ein Algorithmus lernt, von den Entwicklern vorselektiert und überwacht werden (Beck et al. 2019, S. 4). Basierend auf dem Entwicklungsstand der KI, kann der Aspekt der Überwachung und Erklärbarkeit nur zu einem gewissen Grad gewährleistet werden. „Darüber hinaus gebietet es die Fairness, dass KI-Akteure den Grundsatz der Verhältnismäßigkeit zwischen Mittel und Zweck beachten und sorgfältig abwägen, wie sich konkurrierende Interessen und Ziele ins Gleichgewicht bringen lassen." (HEG-KI 2019, S. 15). Fernen sollte es allen Menschen unabhängig von ihren demografischen und sozialen Merkmalen und Fähigkeiten ermöglicht werden KI zu nutzen. Dabei ist besonders auf die Barrierefreiheit für Menschen mit Behinderungen zu achten (HEG-KI 2019, S. 23).

4.5 Transparenz und Erklärbarkeit

Bei allen bisher beleuchteten Aspekten kam an der einen oder anderen Stelle die Kontrollierbarkeit, Transparenz beziehungsweise Erklärbarkeit zur Sprache. Sei es zum Beispiel in Bezug auf Fairness, um diskriminierende Entscheidungen sichtbar zu machen oder auszuschließen (Beispiel Justizsystem in den USA), Transparenz ist eine elementare Komponente. Doch wie bereits angeschnitten wurde, kann diese aus technischer Sicht nur schwer gelöst werden, denn bei selbstlernenden Systemen (insbesondere Deep Learning) kann die Nachvollziehbarkeit nicht so einfach abgebildet werden (Stubbe et al. 2019, S. 242). Wie kann also die Transparenz so gewährleistet werden, dass der Einsatz der KI ethisch vertretbar ist?

Erklärbarkeit ist essentiell, damit die Nutzer Vertrauen zu den KI-basierten Maschinen aufbauen können. Dafür sollte grundsätzlich der Zweck und die Fähigkeiten der KI klar kommuniziert werden und die Entscheidungen den Menschen, die davon direkt oder indirekt betroffen sind, erklärt werden können (Stubbe et al. 2019, S. 249). Inwieweit diese Aspekte der breiten Bevölkerung wirklich verständlich nahegebracht werden können, stellt eine weitere Frage dar.

Wie bereits bei der Achtung der menschlichen Autonomie erwähnt wurde, dürfen KI-Systeme Menschen unter keinen Umständen manipulieren. Die Menschen müssen darüber in Kenntnis gesetzt werden, wenn sie mit einem KI-basiertem System kommunizieren und interagieren. „Zur Gewährleistung der Einhaltung der Grundrechte sollte darüber hinaus bei Bedarf die Möglichkeit bestehen, sich gegen diese Interaktion und zugunsten einer zwischenmenschlichen Interaktion zu entscheiden." (HEG-KI 2019, S. 22). Ferner sollte in manchen Bereichen auch drauf geachtet werden, dass die KI nicht die direkten zwischenmenschlichen Interaktionen ersetzt. Gerade bei bereits sozial isolierten Menschen (zum Beispiel Demenzpatienten) ist der reine Kontakt zu Robotern ethisch höchst umstritten, weswegen bei der Einführung einer KI zwingend darauf geachtet werden sollte (Beck 2020, S. 14–15).

Eine technisch sehr schwierig umzusetzende Anforderung, die die Expertengruppe an eine Entwicklung einer vertrauenswürdigen KI stellt, ist die Zuverlässigkeit. Sie fordern, dass KI-basierte Ergebnisse und Entscheidungen reproduzierbar sein sollten. „Ein System ist dann zuverlässig, wenn es mit einer Reihe von Eingaben und in verschiedenen Situationen einwandfrei funktioniert. Dies ist erforderlich, um ein KI-System zu überprüfen und unerwünschte Schäden zu vermeiden." (HEG-KI 2019, S. 21). Inwieweit dieser Aspekt verwirklicht werden kann, vor allem in Bezug auf die „starke" KI, bleibt zu klären.

Ferner sollten, wie bereits erwähnt, die Vorgänge der KI Entscheidungen möglichst genau dokumentiert werden, um die Transparenz zu erhöhen und gleichzeitig die Rückverfolgbarkeit zu gewährleisten. „So können die Gründe für eine fehlerhafte KI-Entscheidung ermittelt werden, was wiederum zur Vermeidung zukünftiger Fehler beitragen kann." (HEG-KI 2019, S. 22).

5 Fazit und Reflektion

Die Ausführungen in dieser Studienarbeit haben gezeigt, dass die Debatte um ethische Richtlinien für eine vertrauenswürdige KI keinesfalls mehr wegzudenken ist, da sie an der ein oder anderen Stelle jeden in der Bevölkerung betreffen wird. Aktuell befindet sich noch hauptsächlich die „schwache" KI im Einsatz, wenn allerdings der Schritt zur „starken" KI folgt, richten sich die Anforderungen nicht mehr nur an die Menschen, sondern auch an die Maschine selbst, was die Komplexität erhöht.

Im Zuge dieser Arbeit fand eine Einteilung in fünf übergeordnete Themenfelder statt, um die ethischen Konflikte zuerst darzulegen und anschließend daraus ethische Richtlinien für die Einführung einer KI zu erstellen. Beim Einsatz von KI besteht grundsätzlich das Risiko, dass Maschinen zu körperlicher oder geistiger Schädigung von Menschen führen. Auch wenn die Nutzung der KI als ethisch betrachtet werden kann, wenn „erhebliche Vorteile für viele Menschen in einem verträglichen Verhältnis zu den in spezifischen Situationen auftretenden Nachteilen für einzelne Betroffene stehen" (Stubbe et al. 2019, S. 242), sollten bestimmte Anforderungen erfüllt werden. Die KI-Systeme sollten eine technische Robustheit besitzen, um die Minimierung von unbeabsichtigten Schäden und die Verhinderung von inakzeptablem Schaden zu gewährleisten. Sicherheitsvorkehrungen müssen im Falle eines auftretenden Problems getroffen und Missbrauch durch Angreifer grundsätzlich verhindert werden.

Des Weiteren drängt sich die Frage nach der moralischen Verantwortung und der Autonomie der KI-Systeme auf. Von der Bevölkerung wird befürchtet, dass die Menschen in Konkurrenz mit der KI treten und die „Menschlichkeit" im Zuge der „Enthumanisierung" durch den Einsatz von Robotern verloren geht. Experten warnen davor, dass die in manchen Bereichen meist schon wenig vorhandene zwischenmenschliche Interaktion nicht ersetzt werden sollte. Die Expertengruppe fordert daher, dass die Menschen zu jeder Zeit selbstbestimmend agieren können und KI-Systeme niemanden unterordnen, täuschen oder manipulieren. Dies sollte mit einer gewissen Kontrolle und Transparenz einhergehen.

Eine weitere Herausforderung stellt der Schutz von Daten, Informationen und der Privatsphäre da, denn insbesondere aufgrund der Vernetzung der Systeme wird die Anonymisierung und Sicherung personenbezogener Daten immer schwieriger werden. Dabei entsteht vor allem der Konflikt zwischen dem Wert für die Gesellschaft durch Überwachungsmaßnahmen und individuellen Freiheits- und Datenschutzrechten. Grundlegend müssen KI-basierte Maschinen dafür den Datenschutz und Schutz der Privatsphäre garantieren und sich an bestehende Datenschutzgesetze halten. Außerdem sollte unbefugten Personen, die nicht entsprechend qualifiziert sind, der Zugriff auf Daten verwehrt werden.

Auch wenn die Entscheidungen einer KI faktenbasiert und objektiv erscheinen, bergen sie ein gewisses Diskriminierungspotential, da diese auf statistischen Korrelationen und nicht auf kausalen Zusammenhängen beruhen. Hinzu kommt, dass Lernende Systeme bereits vorhandene Diskriminierungen nicht nur übernehmen, sondern sogar noch verschlimmern. Vor dem Hintergrund ist auf eine achtsame Auswahl der (Trainings)-daten zu achten, sodass benachteiligte Personengruppen vor einer unfairen Verzerrung, Diskriminierung und Stigmatisierung geschützt werden. Des Weiteren sollten die Kriterien, mithilfe derer ein Algorithmus lernt, von den Entwicklern vorselektiert und überwacht werden.

Eine wichtige Rolle spielt außerdem die Transparenz und Erklärbarkeit der Entscheidungen der KI, die jedoch aus technischen und rechtlichen Gründen problematisch ist. Die Vernetzung der Systeme erschwert die Nachvollziehbarkeit und Bestimmung der Daten in Entscheidungsprozessen, sodass auch mögliche diskriminierende Kriterien nicht zwingend ausgeschlossen werden können. Zwar können die Lernvorgänge der KI bis zu einem gewissen Grad gesteuert und eingegrenzt werden, allerdings nur bedingt in Bezug auf die Weiterentwicklung der „starken" KI. Grundsätzlich sollten der Zweck und die Fähigkeiten der KI klar kommuniziert und Entscheidungen den Menschen erklärt werden können. Die Menschen müssen außerdem darüber in Kenntnis gesetzt werden, wenn die mit einem KI-basiertem System interagieren. Des Weiteren werden Zuverlässigkeit und Reproduzierbarkeit gefordert.

Die ethische Debatte und die Erstellung von konkreten moralischen Handlungsempfehlungen für die Einführung und Entwicklung einer vertrauenswürdigen KI werden in den kommenden Jahren weiterhin an Bedeutung gewinnen. Grundlage für weitere Forschungsarbeiten stellt vor allem die perspektivische Betrachtung der „straken" KI dar.

Literaturverzeichnis

Anderson, Michael; Anderson, Susan L.; Armen, Chris (2005): Towards Machine Ethics: Implementing Two Action-Based Ethical Theories. Paper presented at the AAAI Fall Symposium, Menlo Park, CA.

Awad, Edmond; Dsouza, Sohan; Kim, Richard; Schulz, Jonathan; Henrich, Joseph; Shariff, Azim, Bonnefon, Jean-François; Rahwan, Iyad (2018): The moral machine experiment. Nature 563, S. 59–64.

Beck, Susanne; Grunwald, Armin; Jacob, Kai; Matzner, Tobias (2019): Künstliche Intelligenz und Diskriminierung – Herausforderungen und Lösungsansätze. In: Whitepaper aus der Plattform Lernende Systeme.

Beck, Susanne (2020): Künstliche Intelligenz – ethische und rechtliche Herausforderungen. In: Mainzer, Klaus (Hg.): Philosophisches Handbuch Künstliche Intelligenz. Wiesbaden: Springer Fachmedien, S. 1–28.

Bundesministerium der Justiz und für Verbraucherschutz (BMJV) (2018): Datenschutz-Grundverordnung. Online: https://www.bmjv.de/DE/Themen/FokusThemen/DSGVO/DSVGO_node.html (Zugriff: 02.06.2021)

Bülchmann, Oliver (2020): Künstliche Intelligenz und Ethik – ein ungleiches Paar? In: Wirtschaftsinformatik & Management 12 (3), S. 206–215.

Ethik-Kommission (2017): Automatisiertes und Vernetztes Fahren. Online: https://www.bmvi.de/SharedDocs/DE/Publikationen/DG/bericht-der-ethik-kommission.pdf?__blob=publicationFile (Zugriff: 06.06.2021)

Fritz, Olaf; Weber, Carsten; König, Angelika; Wolf, Jan (2019): Ethische Aspekte der Künstlichen Intelligenz. No. 1. KCT Schriftenreihe der FOM.

Gausling, Tina (2019): Künstliche Intelligenz im digitalen Marketing. In: Zeitung für Datenschutz 8, S. 335–341.

Graf, Birgit (2011): Serviceroboter in stationären Pflegeeinrichtungen. Frauenhofer IPA. Online: https://www.ipa.fraunhofer.de/content/dam/ipa/de/documents/Kompetenzen/Roboter--und-Assistenzsysteme/Serviceroboter_stationaereEinrichtungen.pdf (Zugriff: 06.06.2021)

Hahn, Michael (2018): Tagungsbericht: Gesundheitsentscheidungen durch Algorithmen – rechtliche Rahmenbedingungen der Digitalisierung des Gesundheitswesens. In: Medizinrecht 36 (1), S. 27–28.

Hasenbein, Melanie (2020): Der Mensch im Fokus der digitalen Arbeitswelt. Berlin, Heidelberg: Springer Verlag.

Hochrangige Expertengruppe für künstliche Intelligenz (HEG-KI) (2019): Ethik-Leitlinien für eine vertrauenswürdige KI. Europäische Kommission. Online: https://ec.europa.eu/newsroom/dae/document.cfm?doc_id=60425 (Zugriff: 02.06.2021)

Katzenmeier, Christian (2019): Big Data, E-Health, M-Health, KI und Robotik in der Medizin. In: Medizinrecht 37 (4), S. 259–271.

Keßler, Oliver (2017): Intelligente Roboter – neue Technologien im Einsatz. MultiMedia und Recht 9, S. 589–594

Kirste, Moritz; Schürholz, Markus (2019): Einleitung: Entwicklungswege zur KI. In: Wittpahl, Volker (Hg.): Künstliche Intelligenz. Technologie, Anwendung, Gesellschaft. Berlin, Heidelberg: Springer Vieweg, S. 21–35.

Kreutzer, Ralf T.; Sirrenberg, Marie (2019): Künstliche Intelligenz verstehen. Grundlagen – Use-Cases – unternehmenseigene KI-Journey. Wiesbaden: Springer Fachmedien.

Lempp, Jakob (2013): Einführung in die Geschichte der Ethik: Zentrale moralphilosophische Probleme und ethische Grundpositionen, Rhein-Waal: Rhein-Waal University of Applied Sciences.

Mainzer, Klaus (2019): Künstliche Intelligenz – Wann übernehmen die Maschinen? 2. Aufl. Berlin, Heidelberg: Springer Verlag.

Martini, Mario; Botta, Jonas (2018): Iron Man am Arbeitsplatz? – Exoskelette zwischen Effizienzstreben, Daten- und Gesundheitsschutz. Neue Zeitschrift für Arbeitsrecht, S. 625–637.

Müschenich, Markus; Wamprecht, Laura (2018): Gesundheit 4.0 –Wie geht's uns denn morgen? In: Bundesgesundheitsblatt 3, S. 334–339.

Neuhäuser, Christian (2012): Künstliche Intelligenz und ihr moralischer Standpunkt. Jenseits von Mensch und Maschine. Robotik und Recht (1). Baden-Baden: Nomos.

Perleth, Christoph (2008): Intelligenz und Kreativität. In: Schneider, Wolfgang; Hasselhorn, Marcus (Hg.): Handbuch der Pädagogischen Psychologie. Göttingen: Hogrefe-Verlag, S. 15-27.

Schmitz, Markus (2020): Auf dem Weg zu einer ethisch verantwortungsvollen Datennutzung. In: Informatik Spektrum 43 (6), S. 366–373.

Schuster, Frank Peter (2019): Strafrechtliche Verantwortlichkeit der Hersteller beim automatisierten Fahren. Deutsches Autorecht 1, S. 6–11.

Spiekermann, Sarah (2020): Digitale Ethik und die Künstliche Intelligenz. In: Mainzer, Klaus (Hg.): Philosophisches Handbuch Künstliche Intelligenz. Wiesbaden: Springer Fachmedien, S. 1–28.

Stubbe, Julian; Wessels, Jan; Zinke, Guido (2019): Neue Intelligenz, neue Ethik? In: Wittpahl, Volker (Hg.): Künstliche Intelligenz. Technologie, Anwendung, Gesellschaft. Berlin, Heidelberg: Springer Vieweg, S. 239–254.

WELT (2011): Kuschelroboter "Paro" empört Ethiker. Online: https://www.welt.de/gesundheit/article13599509/Kuschelroboter-Paro-empoert-Ethiker.html (Zugriff: 06.06.2021)

Wolfangel, Eva (2018): Die Maschinen tun, als hätten sie Gefühle. Online: https://www.sueddeutsche.de/digital/kuenstliche-intelligenz-die-maschinen-tun-als-haetten-sie-gefuehle-1.3870271 (Zugriff: 06.06.2021)

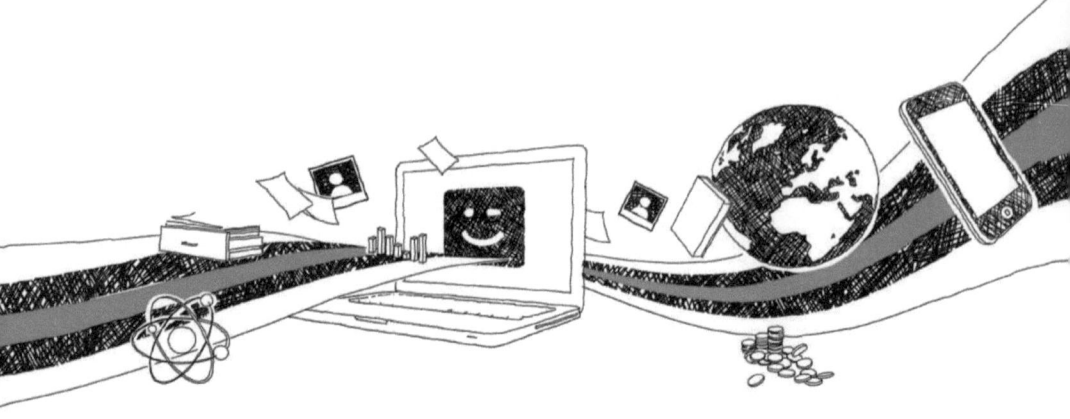
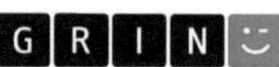